Docteur J.-B. BATTINI

QUELQUES CONSIDÉRATIONS

SUR LE

GOÎTRE PLONGEANT

RÉTROSTERNAL, RÉTROCLAVICULAIRE

ENDOTHORACIQUE

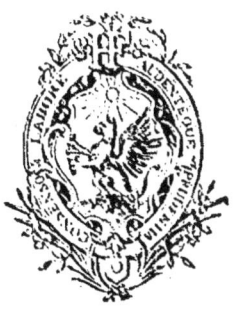

MONTPELLIER
IMPRIMERIE CENTRALE DU MIDI
(HAMELIN FRÈRES)

1891

QUELQUES CONSIDÉRATIONS

SUR LE

GOÎTRE PLONGEANT

RÉTROSTERNAL, RÉTROCLAVICULAIRE

ENDOTHORACIQUE

PAR

Le Docteur J.-B. BATTINI

MÉDAILLE D'ARGENT DU MINISTÈRE DU COMMERCE (Choléra 1885)

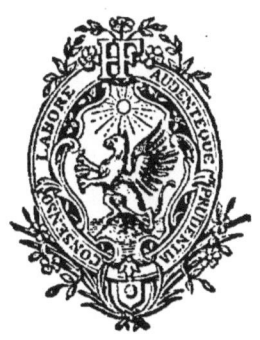

MONTPELLIER

IMPRIMERIE CENTRALE DU MIDI

(Hamelin Frères)

—

1891

A LA MÉMOIRE

DE MON PÈRE ET DE MA MÈRE

Regrets éternels !

A MON FRÈRE

Mon meilleur ami !

A MES SŒURS

A TOUS MES PARENTS ET AMIS

J.-B. BATTINI.

A MON PRÉSIDENT DE THÈSE

MONSIEUR LE PROFESSEUR TÉDENAT

J.-B. BATTINI.

Malard, dans une thèse soutenue à Paris en 1879, résume les travaux publiés jusqu'à lui sur le goître plongeant. Il ne parle que de la variété rétrosternale, qu'il étudie au point de vue clinique. Ce qui nous a frappé dans son travail, c'est qu'il n'est nullement question de la formation des autres variétés, ni du développement de celle qu'il envisage. La timidité dans l'intervention ne nous a pas moins étonné. Dans une seule des treize observations citées, Bonnet a eu recours aux caustiques pour détruire la glande.

Victor Girod, dans sa thèse inaugurale, soutenue à Montpellier en 1889, nous donne, dans ses observations, la mesure du progrès réalisé au point de vue de l'intervention, mais il est muet sur l'aspect protéiforme que revêtent ces tumeurs. Pour lui, le goître plongeant est un, de volume très réduit, et sa symptomatologie unique et bien définie.

Wölfler, dans sa dernière publication, datant de 1890, complète cette histoire et nous démontre que le goître plongeant peut acquérir un volume très considérable, qu'il n'est pas uniquement rétrosternal, que sa formation n'est pas une, qu'il n'est pas très rare, que son diagnostic est à faire avec chaque variété, et que la ligne de conduite à tenir change avec le siège de la tumeur. Aux classifications précédentes qui tenaient compte seulement de la composition histologique de la tumeur (Houel, thèse d'agrégation, et Krishaber, *Dictionnaire de Dechambre*), il ajoute une autre classification, dans laquelle il considère surtout le siège, qu'il explique par l'anatomie même de la glande et par son développement embryonnaire

QUELQUES CONSIDÉRATIONS

SUR LE

GOÎTRE PLONGEANT

Rétrosternal, Rétroclaviculaire
Endothoracique

CHAPITRE PREMIER

HISTORIQUE

On a beaucoup écrit sur le corps thyroïde, sur sa pathologie, et surtout sur les tumeurs goîtreuses et leur traitement. Tout a été dit au point de vue anatomique, et les travaux concernant son développement embryogénique ont jeté un jour nouveau sur l'existence de certaines variétés de goîtres.

Remak, Rathke, Kolliker, se sont occupés successivement de l'organogénie de cette glande chez les mammifères. His a recherché à nous l'expliquer chez l'homme lui-même.

Zuckerkandl et Wölfler ont établi l'existence des glandes thyroïdes accessoires. D'autres auteurs, et particulièrement P. de Meuron et van Bemmelen, se sont rendu compte de leur existence dans la série animale.

la question, le mérite d'avoir résumé l'œuvre non encore vulgarisée du professeur de Grãz, si sagace et si expert en la matière, nous semble être un titre à la bienveillance de nos Juges.

Nous devons à l'obligeance de M. Jacques-L. Reverdin une observation inédite, qu'il nous a autorisé à produire. Nous le prions de vouloir bien recevoir nos hommages pour l'honneur qu'il nous fait. Cette observation, très intéressante à tous les points de vue, l'est surtout à cause de l'affection qui vient compliquer le goître.

Que M. le professeur Nepveu nous permette de lui offrir l'expression de notre profonde et très affectueuse reconnaissance pour avoir bien voulu nous diriger dans ce travail, pour nous avoir soutenu tous les jours de ses conseils si sages et si savants, enfin pour l'amitié dont il nous honore.

Nous ne saurions aller plus loin sans marquer notre gratitude à tous nos Maîtres de l'École de Marseille, et en particulier à MM. les professeurs Chapplain, Combalat, Villeneuve, Fallot, Laget et Villard. Nous n'oublierons jamais ni leur bienveillance, ni leurs savantes leçons.

Que M. le docteur Boubila croie à toute notre reconnaissance pour l'hospitalité si large qu'il nous a offerte dans son service et pour les leçons qu'il a bien voulu nous donner en aliénation mentale.

M. le professeur Tédenat nous fait le plus grand honneur en acceptant la présidence de ce modeste travail.

INTRODUCTION

Nous avons été appelé à observer quelques cas de goîtres plongeants dont nous ne pouvons malheureusement pas publier les observations complètes, les personnes qui en étaient affligées ayant quitté le pays pour aller réclamer des soins ailleurs; mais ces cas nous ont engagé à étudier à nouveau la question. Nous avons cru que nous pouvions faire de ces recherches l'objet de notre thèse inaugurale.

La diversité d'aspect de ces goîtres, qui sont tantôt purement rétrosternaux, tantôt rétroclaviculaires, tantôt endothoraciques, nous a surtout frappé. Avec ces variétés varie aussi la symptomatologie. Il nous a paru intéressant d'essayer de nous rendre compte de leur importance au point de vue du diagnostic, de la marche et du pronostic.

Nous avons terminé notre travail en jetant un coup d'œil sur les divers traitements préconisés jusqu'ici.

Nous avons mis largement à contribution l'ouvrage du docteur Wölffler : *Die Chirurgische Behandlung des Kropfes*, qui a bien voulu nous autoriser à reproduire de son œuvre tout ce qui pouvait nous être utile. Nous serions heureux de lui voir agréer nos plus respectueux remerciements pour son esprit si libéral.

Indépendamment de nos efforts personnels dans l'étude de

CHAPITRE II

ANATOMIE

Je suis obligé, en commençant, de dire quelques mots sur l'anatomie et surtout sur le développement du corps thyroïde.

Il a été comparé à un croissant à concavité supérieure. Les deux lobes latéraux constituent les cornes fortement élargies du croissant, l'isthme en est la partie médiane amincie.

Ces lobes s'étendent sur une longueur d'environ 7 centim., de la petite corne du cartilage thyroïde jusqu'au sixième anneau de la trachée. L'isthme ne descend pas au-dessous du quatrième anneau.

L'organe est amplement irrigué par quatre vaisseaux qui le pénètrent par ses quatre angles latéraux et lui forment comme quatre pédicules vasculaires (Tillaux). Leur volume est notablement disproportionné avec celui de la glande, même lorsqu'il n'y a rien d'anormal.

L'artère thyroïdienne inférieure se détache généralement de la première portion de la sous-clavière. Elle se dirige d'abord verticalement en haut jusqu'à la hauteur de la cinquième vertèbre cervicale ; là, s'infléchissant sur elle-même, elle se porte horizontalement en dedans et embrasse dans une courbe à concavité antérieure la jugulaire interne, la carotide primitive et le grand sympathique. Cette artère peut avoir une autre origine que celle que nous venons de signaler ou même être absente, soit d'un côté, soit des deux. Elle est alors remplacée par l'artère thyroïdienne de Neubaüer : celle-ci est une artère surnuméraire qui apparaît quelquefois et naît soit de l'aorte, soit du tronc brachio-céphalique, chemine au devant de la trachée pour atteindre la partie inférieure du corps thyroïde.

L'artère thyroïdienne supérieure prend naissance sur la carotide externe, au niveau de la grande corne du cartilage thyroïde, et de là descend vers le lobe correspondant du corps thyroïde.

Il est très important de connaître les nombreuses anomalies de ces vaisseaux pour le cas où une intervention sanglante serait jugée nécessaire dans le traitement de l'affection qui nous occupe. L'existence surtout de la thyroïdienne de Neubaüer doit préoccuper l'esprit du chirurgien, moins au point de vue de la trachéotomie, soit provisoire, soit définitive, dont le lieu d'élection est surtout le ligament conique, qu'au point de vue de l'incision des parties qui enveloppent la glande. Pour les veines, nous ferons les mêmes observations, surtout pour les thyroïdiennes inférieures, qui correspondent à l'artère de Neubaüer, et qu'on peut récliner facilement, ainsi que le fit M. le professeur Tédenat dans un cas cité par M. Victor Girod, dans sa thèse.

La glande est, en grande partie, recouverte par des lanières musculaires constituées par les muscles sterno-hyoïdiens, sterno-thyroïdiens, omo-hyoïdiens et sterno-mastoïdiens, qui ne permettent pas son développement en dehors. Elle recouvre le larynx et une partie de la trachée artère ; elle est en rapport avec la carotide primitive, qui se creuse une gouttière sur son bord postéro-externe, avec le récurrent et l'œsophage à gauche.

Nous empruntons à His son développement embryogénique. Nous ne nous arrêterons pas à disserter pour savoir si elle dérive du feuillet interne ou du feuillet externe. Ce qui nous frappe, c'est qu'elle n'est pas une chez l'embryon. Elle est, au contraire, composée de grains multiples en rapport intime avec les ramifications que l'aorte envoie aux arcs branchiaux : nous retenons surtout la situation de la thyroïde moyenne, qui se trouve au niveau de la crosse aortique. Cette disposition a été étudiée et classée sous le nom de *glandes thyroïdiennes accessoires*.

Dans une communication à la Société des sciences physiques et naturelles de Genève (10 juin 1885) sur le développement du thymus et de la glande thyroïde, de Meuron signale dans la série des vertébrés la persistance de ces glandes accessoires, en nombre plus ou moins grand.

A la suite de ces découvertes, que ces auteurs nient être de simples trouvailles d'autopsie, on a classé les glandes accessoires thyroïdiennes, suivant qu'elles sont situées au-dessus ou au-dessous de l'os hyoïde, et Wölfler appelle glande thyroïde aortique celle qui se trouve dans le tissu cellulaire situé au-dessus de la crosse de l'aorte. Ces quelques données anatomiques et embryologiques nous sont nécessaires pour entrer dans le corps du sujet : nous les compléterons à mesure que le besoin d'expliquer un cas, en apparence extraordinaire, se présentera.

CHAPITRE III

OBSERVATIONS

GOÎTRES RÉTROSTERNAUX ET RÉTROCLAVICULAIRES

(EXTRAITS DE WÖLFFLER, QUI A ÉTUDIÉ CES CAS A LA CLINIQUE DE BILLROTH)

Observation première

M. S..., vingt et un ans. Extirpation totale, le 31 juillet 1882. Le lobe thyroïdien droit envoie derrière le sternum un très gros lobe qui atteint les vaisseaux (aorte ou artère anonyme).

Sensation de compression dans la partie supérieure de la poitrine.

Battements du cœur.

Sténose profonde de la trachée. La voix était de temps à autre éraillée.

Observation II

F. P..., dix-sept ans. Les lobes latéraux sont fortement grossis. Extirpation totale le 28 février 1883.

L'isthme forme une tumeur dépassant en grosseur un œuf de poule, et se trouve tout à fait rétrosternal.

La moitié gauche du larynx est fixe, la droite montre des mouvements à peine appréciables. Durant les inspirations profondes, la glotte pouvait à peine s'ouvrir.

La sténose trachéale était très intense.

Observation III

Femme, trente-six ans.

Le lobe latéral gauche fortement grossi est composé de deux parties. La partie inférieure, de la grosseur d'un poing, occupe une position rétroclaviculaire et rétrosternale.

Oppression dans la poitrine. De temps en temps des accès d'asphyxie. Bronchite à répétition. La corde vocale gauche est parésiée; la trachée, à la hauteur des cinquième et sixième anneaux, est rétrécie de gauche à droite.

Il n'est pas question de l'intervention.

Observation IV

J. Z..., femme, quarante-trois ans. Extirpation totale, le 23 août 1881. La moitié gauche de la glande envoie un lobe de la grosseur d'un œuf d'autruche, derrière la clavicule. L'enlèvement a été très laborieux, à cause des adhérences avec le voisinage.

La respiration était difficile. Les cordes vocales n'étaient pas paralysées. Il n'y avait aucun phénomène anormal sérieux.

Observation V

Femme M. R..., vingt-huit ans. Extirpation totale le 11 août 1883. Le lobe droit atteint une profondeur inattendue derrière la clavicule droite et l'articulation sterno-claviculaire.

On constate une cavité grosse comme le poing dans le médiastin antérieur. Il n'y avait aucune lésion importante en rapport avec l'importance du goître. La trachée était légèrement comprimée latéralement.

Observation VI

Homme trente-quatre ans. Le goître, partant du lobe thyroïde gauche, s'étend de l'os hyoïde jusqu'à la clavicule.

Une partie considérable se trouve derrière la clavicule et doit être détachée de l'espace rétroclaviculaire. La trachée ramollie est comprimée latéralement. Sténose intense de la trachée et paralysie du nerf récurrent gauche. Veines du cou grossies. Extirpation unilatérale le 8 novembre 1883.

Observation VII

Femme A. K..., soixante ans (Clinique chirurgicale de Grätz) opérée le 12 décembre 1889. Forte oppression, pas de paralysie des cordes vocales. Compression latérale des anneaux trachéaux profonds. L'isthme envoie du côté de l'articulation sterno-claviculaire un lobe de la grosseur d'un œuf de poule qui comprime la trachée de droite à gauche.

Observation VIII

Femme M. S..., trente-huit ans, admise le 2 octobre 1884. La trachéostonose et la cyanose exigent une trachéotomie immédiate. Elle est faite dans le ligament conique le 7 novembre. On enlève une nodosité, grosse comme un œuf d'oie, située derrière le sternum. A côté de celle-ci et *entièrement isolée* s'en trouve une autre de la grosseur d'un œuf de pigeon. Trois jours après l'opération, on supprime la canule.

Observation IX

Homme F. H..., soixante-treize ans. Kyste goîtreux multiloculaire du côté droit du cou. Incision et drainage. En entrant le doigt dans la cavité pour y introduire de la gaze iodoformée, la pince pénètre derrière la clavicule jusqu'à 6 centimètres de profondeur.

Observation X

Homme A. Ch..., vingt-six ans. Kyste goîtreux gauche. Après l'ouverture, le doigt pénètre dans une caverne assez espacée, s'étendant du cartilage cricoïde au delà du *manubrium sterni* et au lobe droit de la thyroïde.

Demme et Dittrich citent aussi des observations de kystes goîtreux primitivement développés dans la cage thoracique.

Observation XI
(Inédite. — Résumée)

DUE A M. LE PROFESSEUR JACQUES-L. REVERDIN

Mlle H. W..., trente-six ans. Anglaise.

Mlle W... m'est adressée au mois d'octobre 1890 pour une

tumeur à la thyroïde qui donne lieu à des crises de suffocation ; Mlle W... est, du reste, atteinte depuis quelques années d'asthme.

D'une santé délicate, et très notablement nerveuse, présentant des troubles menstruels dus à une endométrite de date ancienne, elle a eu, en 1883, une longue attaque de rhumatisme articulaire aigu, suivie de vomissements alimentaires très persistants. C'est en 1887, étant au bord de la mer en Angleterre, qu'elle a découvert à la partie inférieure du cou et à gauche une grosseur, située beaucoup plus haut qu'actuellement; elle augmenta rapidement et devint très douloureuse, soit spontanément, soit à la pression; la douleur était constante, mais présentait de fortes exacerbations survenant par crises. Cet état s'améliora lorsqu'elle quitta ce pays pour retourner à la campagne. En 1889, la tumeur qui persistait devint, d'après la malade, le siège de gonflements brusques très accusés et très douloureux, qui se reproduisaient jusqu'à deux fois par jour et duraient une heure et demie à deux heures; le gonflement était brusque, la diminution lente ; ces crises sont moins violentes depuis qu'elle a pris à Aix-les-Bains, d'où elle m'arrive, de l'eau de Challes.

Je trouve à l'examen, à la partie inférieure du cou, à gauche sous le sterno-mastoïdien, une tumeur de petite dimension, environ du volume d'un œuf de pigeon ; elle ne fait que fort peu de saillie, car le cou est gros, et l'on ne sent d'ailleurs que le pôle supérieur de la grosseur ; mais, en faisant faire un mouvement de déglutition, on constate que la tumeur se prolonge sous le sternum et la partie interne de la clavicule, son pôle inférieur arrive à peine à se dégager; cette tumeur paraît assez dure et régulièrement ovoïde. Très sensible à la moindre pression, elle donne lieu à de vives douleurs dans le côté gauche du cou jusqu'au voisinage de l'oreille, et dans la partie supérieure de la paroi pectorale où la presle cœur, distendait le médiastin antérieur de façon à lui donner le volume de deux poings, aux dépens de la plèvre.

La glande hypertrophiée avait douze fois le volume d'une glande normale.

Observation IX

Fœrster. — *Handbuch der pathologischen Anatomie*

Goître sous-sternal, trouvé sur le cadavre d'une vieille femme qui avait offert tous les signes physiques d'un anévrysme aortique.

Les veines superficielles de la tête et du cou étaient considérablement dilatées et serpentines.

La cavité droite de la poitrine est remplie par un goître issu de l'isthme. Ce goître était partout adhérent à la plèvre. Le lobe supérieur du poumon était repoussé contre la colonne vertébrale et réduit à l'épaisseur d'une lame de cuir.

Les vaisseaux pulmonaires étaient fortement comprimés.

Comment se forment ces goîtres endothoraciques ?

Ils ne sont qu'une complication des variétés précédentes, ainsi que nous le démontrent les observations citées. Cette complication est plus commune dans la forme rétroclaviculaire, mais elle n'est pas exceptionnelle dans la forme rétrosternale.

Et nous le comprendrons facilement en nous reportant à l'anatomie de la région.

L'ouverture thoracique est étroite, les organes qui passent sont très nombreux ; qu'une tumeur vienne à se développer, sa circulation se fera très difficilement et il se produira dans son intérieur des extravasats sanguins.

trouvait tellement comprimée, qu'elle en était presque oblitérée. Les bronches périphériques partant de la bronche ainsi comprimée étaient dilatées et transformées en un système de cavernes bronchiectasiques et de canaux dilatés.

Observation VII

(Demme)

Dans la même collection, Demme raconte un autre fait très intéressant de kyste goîtreux endo thoracique, situé sur le côté gauche.

Symptômes. — Exophtalmie gauche, pupille plus étroite que la droite. Matité à gauche, au niveau du sternum et dans l'espace sous-claviculaire, paralysie du nerf récurrent gauche.

Autopsie. — On trouve un kyste goîtreux, endothoracique qui part du troisième anneau de la trachée et s'étend au delà de la bronche gauche : celle-ci est comprimée et rétrécie.

La pointe du poumon gauche est elle-même comprimée. Compression du sommet gauche du poumon, adhérence de la paroi du kyste à la plèvre. Compression de la trachée. Le nerf récurrent gauche, porté en avant, est plus épais que le droit. L'arc aortique lui-même est déprimé.

Observation VIII

Bardeleben. — *Jenaische Annalen für Phisiologie und Medicin.*

Cet auteur trouva, dans une autopsie, un goître vasculaire, qui s'étendait jusque dans la cavité thoracique, comprimait d'une capsule, de la plèvre pariétale décollée. Il comprimait le poumon droit. Sur son pôle supérieur courait le tronc brachio-céphalique et la veine sous-clavière droite. On constatait sa continuité avec le reste du lobe thyroïdien droit qui atteignait le troisième anneau de la trachée. L'isthme manquait.

Ce cas est d'autant plus remarquable, que la plèvre avait été décollée et non perforée. Les vaisseaux aplatis mais non oblitérés.

Observation V

DEMME. — *Würzburger med. Zeitschrift*

Un paysan de soixante ans souffrait depuis de longues années d'accès d'asthme.

Le malade est sur le côté droit au moment où nous l'observons. La dyspnée est intense. Il succombe.

A l'autopsie on trouve, sur le côté gauche de la trachée, un gros kyste goîtreux commençant au troisième anneau et s'étendant jusqu'à la division des bronches. La forme est celle d'une bouteille. La paroi antérieure repose sur les côtés sans y adhérer, le fond du sac touche les gros vaisseaux. Les veines brachio-céphaliques sont comprimées. Celles de la périphérie sont dilatées. Le lobe supérieur du poumon gauche est comprimé.

Observation VI

(DEMME)

Dans une observation de compression de la trachée par un goître qui descendait jusqu'à la bronche gauche, celle-ci se phage. Elle arrive par son extrémité inférieure jusqu'à la bifurcation de la trachée et dépasse à droite, à peu près de 2 centimètres, le bord latéral de l'œsophage et de la trachée. La longueur de cette tumeur est de 7 centimètres à l'extérieur du thorax, sa circonférence est à 19 centimètres. La trachée ramollie est aplatie en forme de sabre. La colonne vertébrale, depuis la première jusqu'à la cinquième vertèbre dorsale, c'est-à-dire derrière la tumeur, présente une scoliose.

Ce cas est intéressant, parce qu'il nous démontre :

1° Que cette tumeur provient d'un développement congénital de la corne thyroïde ;

2° Qu'elle était située entre la trachée et l'œsophage, qu'elle était rétrotrachéale, quoique provenant des lobes latéraux ;

4° Qu'elle atteignait le péricarde.

Observation IV

DITTRICH. — *Prager medinische Wochenschrift*

Malade de soixante ans. Tumeur kystique remplissant la plus grande partie de la moitié thoracique droite. Jusqu'à cinq ans avant sa mort, elle avait joui d'une assez bonne santé. A cette époque, elle fut prise d'hémoptysie. Elle fut admise à diverses reprises dans les hôpitaux pour cet accident qui s'est renouvelé. A la partie antérieure du côté droit du thorax, les veines sont dilatées et serpentines. La pulsation du pouls carotidien n'est pas perceptible à droite. On sent à peine le pouls radial à droite ; à gauche, il est plein et mou. Matité sur la moitié droite du thorax, et abolition du murmure vésiculaire. Cette femme succombe à une hémoptysie.

Autopsie. — Toute la moitié droite du thorax est remplie par un kyste gros comme une tête d'adulte, entouré, comme

Observation II

Birch-Hirschfeld trouva à l'autopsie d'une dame qui souffrait d'une névrose du cœur caractérisée par une irrégularité et une accélération des battements, une hypertrophie d'un lobule thyroïdien qui pénétrait dans la cavité thoracique. Il nota la compression de plusieurs filets nerveux et surtout celle du rameau cardiaque de l'hypoglosse.

Observation III

Krönlein donne une description très détaillée d'un cas très intéressant.

Homme de soixante-trois ans. Il a eu toujours une poitrine très étroite. Comme adolescent, il a été dyspnéique. A l'âge de vingt-trois ans, accès de suffocation qui se répéta d'abord une fois chaque année et revint plus tard bien plus souvent. En été dernier, à la suite de phénomènes plus intenses, on se détermine à le trachéotomiser. Malgré l'accès de suffocation dont il est atteint au moment de l'opération, celle-ci peut être exécutée et le malade éprouva un peu de bien-être, mais la dyspnée ne tarda pas à prendre le dessus et il succombait sept jours après l'intervention.

Autopsie. — Du pôle inférieur et postérieur du lobe gauche de la thyroïde, qui n'était pas bien grosse, se détache une apophyse cordiforme de la grosseur d'un poing, à paroi lisse et accompagnée de grosses branches veineuses. Cette apophyse s'étend de la première côte gauche vers le bas du thorax, où elle se dirige vers la ligne médiane entre la trachée et l'œso-

Nous étions trop jeune étudiant au moment où nous avons eu l'occasion de faire l'observation personnelle que nous citons ; étant d'autre part dans un autre milieu que le milieu hospitalier, nous n'avons pas pu suivre à notre aise l'évolution de l'affection, mais la tumeur n'occupa pas toujours la même place.

Que faut-il induire de ce raisonnement, sinon que le goître rétroclaviculaire n'est que la seconde étape du goître rétrosternal dans sa route vers l'intérieur du thorax.

Nous savons que le goître rétrosternal peut comme tel devenir kystique et pénétrer plus avant. M. le professeur Tédenat a eu l'obligeance de nous parler d'un cas qu'il avait observé à sa clinique.

Kolaczeck, dans le *Journal médical de Breslau* du 23 janvier 1886, nous rapporte aussi le cas d'un malade qu'il opéra et qu'il trouva porteur d'une tumeur kystique qui, par un pont, était adhérente à une tumeur goîtreuse rétrosternale.

GOÎTRES ENDOTHORACIQUES

Virchow a trouvé dans la cavité pleurale une tumeur multiloculaire qui, à l'examen microscopique, fut reconnue comme dérivant de follicules thyroïdiens comprimés.

Observation première

Adelmann vit la corne droite allongée jusque dans la poitrine devant les vaisseaux et les nerfs et derrière la clavicule. Là elle comprimait le poumon droit et atteignait l'arc aortique.

goître s'étant développé sur un corps thyroïde ordinaire, comment devient-il plongeant?

Il y a là une cause toute physiologique. A chaque inspiration le goître est appelé vers le thorax par le vide qui s'y fait. Il arrive à l'ouverture supérieure, mais son engagement immédiat ne s'y fait pas facilement. La mobilité des organes qui passent à cet endroit et l'étroitesse de l'orifice l'empêche tout d'abord, mais livré à lui-même il finit par surmonter l'obstacle et à pénétrer plus profondément. Il a au début un mouvement de va et de vient, il remonte aux aspirations au-dessus de la fourchette, mais ce mouvement ne tarde pas à être supprimé. La partie engagée peut être étranglée et le goître affecte la forme d'un sablier ; ou bien l'organisme, gêné par ce corps nouveau, lutte et le rejette pour ainsi dire vers le creux sus-claviculaire.

Le malade, éprouvant la gêne angoissante de la présence de la tumeur, qui comprime des organes si essentiels à la vie, est momentanément soulagé par cette émigration. Nous pouvons suivre ce processus dans l'observation de Reverdin. Nous y voyons en effet la malade qu'il nous présente offrir des phénomènes de suffocation qu'il distingue de l'asthme dont elle est affligée en même temps que de la tumeur. Les gonflements qui paraissent et disparaissent marquent que le goître descendait et remontait tour à tour, éprouvant de la difficulté à pénétrer à l'intérieur de la cage thoracique, malgré la dilatation qui se fait au moment de l'inspiration.

Au premier examen, le praticien découvre la tumeur qui déborde le sterno-mastoïdien. D'abord rétrosternale, n'avait-elle pas trouvé sa voie en allant se loger dans le creux sous-claviculaire, et si les phénomènes de suffocation s'accentuent, c'est que, par cette direction, elle peut continuer sa descente vers l'intérieur, où elle choisira définitivement domicile, si on la laisse progresser.

rompent, se font une enveloppe de la séreuse de la glande amincie et deviennent des adénomes pédiculés qui, terminés en pointe, trouvent un facile accès dans l'intérieur de la cavité thoracique.

Cette variété est plus commune chez les jeunes sujets que chez les vieillards. Chez ces derniers, en effet, la membrane d'enveloppe de la glande se laisse moins facilement distendre, et les adénomes ont moins de tendance à se faire jour à l'extérieur. D'ailleurs, la vitalité des éléments est moindre.

Il y a une autre explication au développement des goîtres rétrosternaux. L'isthme ou un lobe latéral devenant goîtreux, s'étend vers le bas, sur la partie antérieure ou latérale de la trachée. En arrivant à la fourchette sternale, la partie qui s'est engagée se trouve étranglée et affecte la forme d'un sablier.

Pour une semblable tumeur, Krönlein fut obligé de descendre jusqu'à la crosse de l'aorte. Il extirpa un gros lobe continu avec un gros goître. Birch-Hirschfeld décrit ce qu'il a trouvé chez une femme qui souffrait d'une névrose du cœur. C'était une énorme hypertrophie du lobe droit qui pénétrait dans la cavité thoracique.

Virchow vit un noyau de près de trois pouces de long qui, de la corne, descendait jusqu'à l'arc aortique.

Nous admettrons que les tumeurs isolées proviennent, soit de la glande thyroïdienne à la période fœtale, soit des glandes accessoires.

Ces glandes se trouvent un peu disséminées sur tout le parcours de la trachée. Celles que Grüber appelle *inférieures* et *postérieures* sont situées sur les côtés de la trachée, derrière cet organe, entre lui et l'œsophage, et enfin jusque dans le creux sus-claviculaire, dans l'espace compris entre le muscle omohyoïdien et la clavicule. C'est là que Madelung extirpa deux tumeurs goîtreuses, grosses comme des noix.

Toutes les conditions anatomiques étant normales, et le

au bras gauche et sent des fourmillements dans la main du même côté.

Elle a de l'oppression, quelques accès de suffocation, surtout la nuit lorsqu'elle est couchée.

Soumise à un traitement ioduré à l'intérieur et à des badigeonnages de teinture d'iode à l'extérieur, la tumeur a vite rétrocédé et la glande thyroïde a presque repris son volume normal.

Nous avons, en outre, observé un cas de goitre rétroclaviculaire chez un jeune garçon épileptique, qui partit pour l'établissement de la Tepe avant que nous eussions pu prendre, sur son compte, les renseignements nécessaires à notre observation.

Une dame, que nous eûmes aussi l'occasion de voir une seule fois, quitta la ville de Marseille inopinément, pour aller se faire soigner en Suisse. Nous n'avons pas pu connaître l'opinion de son opérateur, ni la suite de l'intervention. La tumeur était très volumineuse. La petitesse du pouls gauche et une certaine raucité de la voix appela notre attention du côté du creux sus-claviculaire, où nous avons remarqué une nodosité assez considérable.

Nous voyons que, dans les sept premières observations extraites du livre de Wölfler, un lien intime unissait la tumeur plongeante au corps de la glande. Ce lien n'existe plus dans les trois autres cas. Il faut, par conséquent, trouver à la formation du premier groupe une explication différente de celle du second.

L'existence des goitres plongeants — qui sont loin d'être une rareté, puisque Wölffler, après avoir compulsé soigneusement de nombreux documents puisés à des sources diverses, en est arrivé à admettre qu'ils représentent presque 10 pour 100 des tumeurs goîtreuses — doit être expliquée par des conditions anatomiques particulières et par l'existence des glandes accessoires.

En effet, on a décrit un cas intéressant, où le corps thyroïde se trouvait situé très profondément. L'isthme était derrière le sternum. Le lobe droit remplissait de son extrémité mousse l'angle formé par le tronc brachio-céphalique et l'artère thyroïdienne de Neubaüer.

Zuckerkandl a trouvé, quelquefois, un prolongement de l'isthme de forme pyramidale, qui descendait vers la trachée.

Burns nous rapporte qu'il trouva, une fois, l'isthme de la thyroïde, non pas devant la trachée, mais entre la trachée et l'œsophage.

Une disposition particulière nous explique cette anomalie, l'isthme est rétréci à son passage aux lobes latéraux et, parfois, si peu en connexion avec le reste de l'organe, qu'il n'a pour se nourrir que quelques rameaux terminaux artériels, qui lui servent en même temps de lien avec les lobes latéraux. Cette variété anatomique a été appelée par Grüber *glande thyroïde tripartite*.

On comprend très bien qu'ainsi isolé, l'isthme venant à se développer se placera derrière le sternum.

Krönlein a aussi observé une anomalie congénitale, dans laquelle un prolongement de la corne gauche du corps thyroïde s'étendait jusqu'au péricarde et s'était ultérieurement transformé en goître intrathoracique.

Ce sont là des variétés anatomiques relativement rares, qu'il est bon de citer, mais qu'on ne peut invoquer que comme des causes éventuelles des goîtres plongeants rétrosternaux.

La cause la plus commune paraît être dans la production, dans l'isthme ou dans les lobes inférieurs, d'adénomes fœtaux qui se développent, compriment la substance corticale, la sion est douloureuse. Peau normale, ni œdème ni dilatations veineuses ; pas de douleurs dans l'épaule ni de fourmillements dans les doigts. La pression sur la tumeur paraît gêner un peu la respiration, la trachée est masquée par un isthme assez développé. Légère dysphagie ; voix normale. État général assez bon. La gêne de la respiration est assez marquée; les crises de suffocation sont-elles dues à la tumeur ou à l'asthme? La malade se rendant à Montreux, je lui prescris des pilules d'iodoforme de 0,05 centigrammes à la dose de trois par jour. Peu après, elle me fait savoir que les accès de gonflement ont beaucoup diminué, mais que, par contre, elle a eu à trois reprises dans la nuit des crises angoissantes, une gêne considérable de la respiration comme si on pesait sur son cou ; il lui fallait s'asseoir aussitôt et chercher à reprendre son souffle ; je la fais venir aussitôt, je trouve la tumeur plutôt diminuée, mais d'après son récit je ne puis douter qu'il s'agisse des symptômes du goître suffocant et considère l'opération comme urgente. Celle-ci est pratiquée le 13 novembre 1890.

Anesthésie générale par l'éther. Incision verticale sur le bord antérieur du sterno-mastoïdien ; sterno-hyoïdien incisé longitudinalement et transversalement dans une étendue de deux centimètres, puis incision longitudinale du sterno-thyroïdien; ces muscles sont fermes, sains, tendus. Arrivé sur le corps thyroïde, j'accroche avec le doigt sa partie inférieure et l'amène dans la plaie. Ceci fait, j'incise la glande qui formait une capsule à la tumeur; j'arrive sur la tumeur bien reconnaissable, que j'énuclée facilement avec le doigt et la sonde cannelée. Une dizaine de ligatures au catgut. Un drain est placé dans la loge. La capsule suturée à points perdus, suture du muscle, puis de la peau. Pansement iodoformé.

Suites normales, température maxima de 38° le soir de l'opération, ne dépasse pas 37°5 depuis. Elle se lève le 16 au soir, les sutures sont enlevées le 17. il n'y a pas une goutte de suppuration, cicatrisation complète le 25 ; elle quitte la clinique le 6 décembre.

J'ai suivi cette malade depuis lors ; la cicatrice a pris l'aspect kéloïdien et a été très douloureuse ; il s'est produit encore des crises d'asthme, mais plus de suffocation, et la malade, qui a une fort belle voix, a pu recommencer à chanter, ce qu'à son grand regret elle ne pouvait plus faire.

Observation XII

(Personnelle)

L. G..., âgée de trente-cinq ans, originaire d'un pays où le goître n'est pas endémique, observée en ville avec le regretté docteur Bernard, professeur à l'École de Marseille.

Cette dame est d'une constitution forte. Nous ne notons aucun antécédent morbide qui ait attiré son attention, ni de son côté, ni du côté des ascendants. Elle a eu trois enfants. Les deux premiers ont succombé en naissant, le troisième jouit d'une bonne santé. Nous n'avons pu avoir de renseignements précis sur la cause de la mort de ses premiers enfants. Cependant, par les demi-aveux que nous pouvons arracher à son mari, il nous semble avéré qu'il a été syphilitique et que cette affection, communiquée à sa femme, pourrait bien être la cause de la mort des enfants et peut-être de ce que nous observons.

Nous remarquons un développement de la glande thyroïde qui s'est fait insidieusement, a vite acquis un assez grand volume et étend un prolongement dans le creux sus-claviculaire gauche. Cette tumeur, de la grosseur d'un œuf de poule, exerce une pression manifeste sur les vaisseaux et est en rapport avec le plexus brachial, car la malade a de l'œdème transversales qu'on décrit dans les divers manuels opératoires, et partant on a moins à craindre l'entrée de l'air.

Si les goîtres sont trop profondément situés, il faudra réséquer le sternum et les côtes, ainsi que le fit Billroth dans une tumeur qui pénétrait trop profondément et qui avait contracté des adhérences.

Faut-il, au préalable, faire la trachéotomie? Si la sténose est trop forte, il faut évidemment courir au plus pressé; mais si le malade respire assez bien, nous croyons qu'il ne faut pas y avoir recours. La plaie sera plus difficilement aseptique, étant donné la proximité de la canule, qui est forcément chargée des mucosités bronchiques; puis la trachéotomie en elle-même est une opération nouvelle, et il nous semble indiqué de faire subir au patient le moins de chocs possibles. Mais on peut faire de la trachéotomie une opération définitive. Kœnig et Baum se sont contentés de cette intervention chez une personne atteinte de goître rétrosternal. La tumeur diminua. Cette terminaison est exceptionnelle.

Les injections intraparenchymateuses d'iode ont donné à Billroth de brillants résultats. Quatre à cinq injections suffisent pour amoindrir la tumeur.

Völfller publie vingt-cinq cas ainsi traités. Il a remarqué que parfois il n'y a aucun changement. D'autres fois, au contraire, la guérison fut complète. Enfin, rarement l'injection a nui et a amené la mort.

Ces catastrophes lui ont fait modifier sa façon d'agir. Au lieu d'iode pur, il emploie pour les injections la composition suivante :

Iodoforme . . . . 1 gramme.
Éther . . . . } āā 7 grammes.
Huile d'olive . . . . .

indifférent. On doit donner la préférence à l'éther sur le chloroforme, ainsi que l'a fait Jacques Reverdin. Le chloroforme, en effet, outre l'excitation du commencement de l'anesthésie, provoque, après le réveil, des vomissements qui sont loin d'être favorables à l'immobilité des parties divisées et nuisent partant à leur réunion.

Nous avons appris à la clinique de M. le professeur Tédenat que l'éther bien administré endort sans excitation et au réveil laisse le malade sans malaise. On ne compte d'ailleurs presque aucun cas de mort par l'éther. Cette donnée a une grande valeur, lorsqu'il s'agit de personnes dont le cœur fonctionne mal par suite de la compression des filets nerveux cardiaques et des autres organes importants de la cage thoracique.

L'énucléation n'est pas sans danger. Nussbaum perfora la plèvre et son malade succomba à un pneumothorax. Le récurrent peut aussi être blessé : l'enrouement de la voix attirera l'attention sur cet accident. Il y a eu des accidents mortels consécutifs à un tiraillement de ce nerf qui avait occasionné un épanchement sanguin dans sa gaine. Mais le danger le plus commun est l'hémorragie qui survient, malgré les plus minutieuses précautions. Que faire dans ce cas? La compression est impossible, il faudra par conséquent bourrer la cavité de gaze iodoformée. Ou bien on fera la trachéotomie, on introduira une longue canule qui permettra de faire une bonne compression.

Nous avons, à dessein, passé sous silence la façon dont il faut faire l'incision. Il nous semble que l'incision longitudinale faite par M. le professeur Tédenat et par M. Reverdin doive donner assez de jour. Elle a, en outre, l'avantage de permettre d'éviter les gros vaisseaux veineux superficiels de la région, ou de pouvoir mieux les lier en cas de besoin. On n'est pas exposé à les couper en travers, comme dans les incisions

CHAPITRE VI

TRAITEMENT

Quelle conduite doit-on tenir lorsqu'on a constaté de pareilles tumeurs? Il faut évidemment intervenir au plus tôt. Deux méthodes se trouvent en présence: l'intervention chirurgicale ou les injections parenchymateuses. Je ne parle pas des méthodes palliatives qui feraient peut-être perdre au malade un temps précieux, ni du traitement interne utile dans le goître ordinaire, qui fut le seul employé dans notre observation, mais qui en général est infidèle et en tout cas trop long.

Le procédé si ingénieux de Bonnet consistant à soulever la tumeur pour la fixer dans une position favorable n'est pas toujours possible. Il est plus sage aujourd'hui de ne l'employer que comme une méthode palliative et provisoire.

Comme ces goîtres ne sont pas trop vasculaires, étant nourris par leurs connexions avec d'autres goîtres, c'est à l'extirpation intracapsulaire qu'il faudra avoir recours. C'est à cette méthode qu'a eu recours M. le professeur Tédenat dans le cas cité dans la thèse de Girod, c'est aussi le procédé employé par Reverdin. Il faut être sûr de l'hémostate qu'on arrive à obtenir aussi parfaite que possible, lorsqu'on a lié les vaisseaux au fur et à mesure qu'on les sectionne.

L'agent dont on doit se servir pour l'anesthésie n'est pas

là sortir la tumeur de la loge, calme un instant son angoisse ; un tel artifice n'est pas utile à celui qui est atteint d'un anévrysme de l'aorte. Si le goitre est adhérent à la crosse, ce qui peut faire supposer qu'on se trouve en face d'un goitre endothoracique, c'est la trachéosténose et la fixité durant la respiration et durant la déglutition de la trachée qui est en même temps située plus profondément que d'habitude.

Enfin le goitre rétroclaviculaire se distingue du goitre rétrosternal en ce que celui-ci est médian et situé devant les vaisseaux, tandis que l'autre est situé derrière ; mais c'est surtout à la suite de l'intervention qu'on est fixé sur le siège précis de ces tumeurs.

MARCHE. — TERMINAISON

Par les désordres qu'ils produisent du côté de la respiration, du côté de la circulation et du côté de la nutrition, les tumeurs que nous venons d'étudier évoluent fatalement vers une terminaison funeste, si l'on n'intervient pas d'une façon active. C'est par l'étude de cette intervention que nous terminerons notre travail.

dans ce cas ce qui appartient aux deux affections. Il y a des crises de suffocation dans les deux cas, mais les crises de l'asthme n'arrivent pas à des heures particulières, elles ne disparaissent pas par le changement de position du patient, tandis que nous avons fait remarquer que c'était surtout la nuit que le goître plongeant faisait sentir ses mauvais effets. Si l'asthmatique est soulagé par certains agents thérapeutiques, le goîtreux n'éprouve jamais une amélioration subite par l'administration d'un médicament. Celui-ci enfin a une grosseur au niveau de la glande thyroïde, l'autre n'a rien de semblable.

Le diagnostic entre les goîtres plongeants et les anévrysmes est soumis à des causes d'erreurs.

Témoin le cas de Nélaton, qui trouva dans un goître provenant du lobe droit thyroïdien des extravasats sanguins adhérents au tronc brachio-céphalique et à l'arc aortique. On crut sur le cadavre même à la rupture d'un anévrysme de l'aorte.

Ou bien cet autre observé à la clinique de Billroth chez un malade atteint de trachéosténose. On trouve sur la ligne médiane une tumeur grosse comme un œuf de poule ; on l'enlève, et le sujet succombe à la rupture d'un anévrysme de l'aorte.

Les goîtres endothoraciques situés devant les vaisseaux et les comprimant, ou touchant à la crosse de l'aorte, présentent des bruits de souffle, de l'inégalité des pulsations artérielles des deux côtés du corps, des paralysies du récurrent, de l'inégalité des pupilles et des accès d'angoisse, phénomènes que nous trouvons aussi dans les anévrysmes. Mais pour ceux-ci nous n'avons pas le développement du corps thyroïde ; d'autre part, la paroi thoracique est vite usée à leur contact et il n'est pas extraordinaire de les voir se faire jour à l'extérieur. Ce qui n'arrive pas pour les goîtres. On peut soulever la tumeur goîtreuse et calmer l'angoisse momentanément, ou bien le malade, en respirant, la tête étendue, et faisant par

CHAPITRE V

DIAGNOSTIC

Nous avons actuellement à faire le diagnostic de ces tumeurs.

Appartiennent-elles au corps thyroïde? Leur situation et leurs rapports nous indiqueront suffisamment leur provenance. Nous ne pourrons arguer de ces rapports pour le cas où ce sont les glandes accessoires qui sont devenues goitreuses, mais nous avons déjà établi que le goitre est une maladie générale. Le développement de ces glandes coïncidera, par conséquent, avec celui de la glande principale, et, si nous ne pouvons porter de diagnostic ferme, nous aurons au moins pour nous des raisons très plausibles.

Le diagnostic avec les tumeurs malignes se fera par l'état de la peau, qui n'est jamais adhérente à une tumeur goitreuse, et par la marche de l'affection. D'ailleurs, ainsi que nous l'a fait remarquer M. le professeur Kiener, le carcinome est exceptionnellement primitif dans les glandes internes. L'existence de tumeurs de cette nature dans d'autres organes nous donnera l'éveil, puis la généralisation et la cachexie précoce et caractéristique qui en est la compagne ordinaire nous fera facilement faire la différenciation.

Vient l'asthme qui peut être concomitant comme dans l'observation du professeur Jacques Reverdin. Il nous faut voir larynx se trouvent généralement à gauche. La situation topographique du récurrent gauche l'expose, en effet, à la compression, que peut éviter le droit, caché derrière la trachée, dans l'angle postérieur formé par celle-ci et par l'œsophage.

Nous avons vu, dans l'observation VII (Demme), que la malade présentait une exophtalmie et, en même temps, une inégalité de la pupille. Birch-Hirschfeld nous dit (obs. II, endothoracique) que sa malade était atteinte d'une névrose du cœur, marquée par des irrégularités et une accélération des battements.

Ces faits nous démontrent que le sympathique peut être lui-même atteint. En effet, le dernier auteur trouva à l'autopsie de sa malade plusieurs rameaux du nerf végétatif comprimés.

La tumeur goîtreuse est rarement douloureuse. Cependant Reverdin nous dit que sa malade éprouvait des douleurs s'irradiant vers l'épaule et la tête; c'est que le plexus cervical et brachial peut être atteint par la tumeur, témoins les fourmillements que nous avons notés nous-même dans notre observation.

Enfin, il y a quelquefois de la dysphagie tellement intense que les malades présentent une émaciation considérable qu'on pourrait attribuer à une néoplasie maligne. C'est que l'œsophage comprimé par un goître rétrotrachéal rend l'alimentation sinon impossible, du moins très insuffisante.

La scoliose notée par Krönlein (obs. III) est un symptôme tout à fait exceptionnel.

La bronchite est notée quelquefois (observation III).

On observe quelquefois une absolue matité au niveau du sternum et du côté du lobe supérieur d'un poumon. Ce phénomène nous indique que la plèvre a été décollée et que la tumeur envahissante s'est d'abord placée derrière le sternum et a fini par comprimer la partie supérieure du poumon (observations VII et IX).

Nous avons vu aux observations V et IX qu'il se développait quelquefois une circulation collatérale très notable. On voit le malade cyanosé de façon à avoir la figure bleue comme une prune, et les veines superficielles de la tête et du cou dilatées et serpentines ; tantôt ce sont les veines périphériques du bras, comme dans notre observation personnelle. C'est qu'on trouve la veine cave tellement comprimée que le retour du sang ne peut plus se faire par elle ; de même le tronc brachio-céphalique peut être lui-même comprimé et le sang prend la voie des veines périphériques. Les artères plus résistantes sont moins sujettes à cette compression ; cependant la crosse de l'aorte peut être comprimée de telle façon qu'on ait la sensation d'un anévrysme artériel (Fœrster, observation IX).

Les vaisseaux qui irriguent le bras peuvent être eux-mêmes atteints, et nous avons noté, dans notre observation personnelle, une diminution du pouls radial, ainsi que dans celle de Dittrich (obs. IV, endothoracique).

La voix est rarement aphone, mais elle offre souvent le symptôme de la raucité ou de la bitonalité. La malade de Reverdin ne pouvait plus chanter ; le médecin auquel nous avons fait allusion s'exprimait d'une voix rauque. Dans notre première observation, le malade avait, de temps à autre, la voix éraillée ; dans l'observation II, nous trouvons le larynx fixe dans sa moitié gauche ; dans la troisième, la corde vocale gauche est parésiée. Ce symptôme nous montre que la tumeur a comprimé le nerf récurrent. Nous voyons que les lésions du

Dans l'observation du professeur Reverdin, nous voyons que, malgré ce phénomène, la malade peut se déplacer, quitter la France pour aller en Angleterre et quitter ce pays pour venir en Suisse. Chez la femme que nous avons observée nous-même, elle ne se faisait sentir que la nuit, et le jour elle lui permettait de vaquer à ses petites affaires. Chez un médecin, elle débuta tout d'un coup. Il venait d'aider à transporter d'un lit dans un autre un client qu'il venait d'opérer. Il eut à peine le temps de prendre le train, pour aller réclamer à Paris les soins de M. Verneuil. Il nous a avoué avoir ressenti durant tout son voyage une telle angoisse qu'il lui semblait à chaque instant que la vie allait le quitter.

Cette compression, outre la dyspnée, outre la suffocation et les menaces d'asphyxie, peut user les cartilages trachéaux de telle sorte que la perméabilité en soit compromise et ne puisse se rétablir même après une intervention (observation III, Krönlein).

Ou bien il se fait un rétrécissement annulaire qui laisse un très faible passage au courant aérien, comme Bach (thèse de Girod) nous l'apprend. Il se forme une cavité ampullaire au-dessus du rétrécissement provoqué par l'air qui doit pénétrer, et une autre au-dessous provoquée par l'air qui veut sortir après avoir servi à l'hématose. Ce n'est pas le seul inconvénient, et on note un emphysème considérable (observation VI, Demme). Dans cette même observation, Demme nous dit que son malade présentait des espèces de cavernes bronchiectasiques. Ceci nous prouve que l'organe se nourrit mal, et l'on observe en effet que les malades qui en arrivent à ce degré sont comme atteints de phtisie.

L'auscultation nous révèle le phénomène du cornage, qui peut être tel qu'il tienne réveillée toute une salle, comme chez la malade observée par M. le professeur Tédenat. La respiration est sifflante.

Cependant ces adhérences ne sont pas exceptionnelles, nous les constatons dans les observations IV et VI.

On perçoit aussi des battements artériels qui ne sont que transmis. Les rapports que le goître affecte avec les vaisseaux nous en donnent l'explication. La carotide se creuse une loge sur le bord postérieur des lobes latéraux. Si le goître la comprime, il sera soulevé dans toutes ses parties par ses pulsations. Nous aurons le même phénomène que lorsque, avec un corps solide, on comprime modérément une artère.

Tels sont les phénomènes physiques. Leur constatation a certainement une grande importance. Elle a permis à M. le professeur Reverdin et à M. le professeur Tédenat d'opérer leurs malades sans attendre les manifestations graves des troubles fonctionnels. Mais on n'est malheureusement pas appelé à les constater.

Fonctionnels. — Ce qui attire l'attention des malades, ce sont les troubles fonctionnels, que nous allons décrire d'après les observations citées au cours de notre travail.

Nous les envisagerons dans les différents organes qui se trouvent en rapport avec le goître. Nous comprendrons facilement, d'après leur importance, de quelle gravité doit être la gêne qu'il apporte à leur fonctionnement et combien, même dans les cas les plus bénins, elle doit éveiller notre attention.

Voyons d'abord la trachée. Nous avons vu qu'elle était toujours comprimée latéralement ou transversalement, d'une façon modérée, ou de façon à la rendre presque imperméable. Nous voyons dans nos dix premières observations que la sténose trachéale est toujours intense. Cette sténose est continue ou intermittente, elle produit comme effet une dyspnée qui débute tout d'un coup pour dégénérer en suffocation, avec menace d'asphyxie ou de mort, ou qui est supportable ou du moins compatible avec la vie.

CHAPITRE IV

SYMPTÔMES

Les symptômes sont physiques et fonctionnels.

Physiques. — La forme. Nous ne pouvons décrire que la forme des goîtres qui, de rétrosternaux, sont devenus rétroclaviculaires. Ils atteignent rarement un grand volume, ils sont lisses et durs, pointus au moment où ils sont à l'orifice supérieur du thorax, ovoïdes lorsqu'ils sont devenus rétroclaviculaires. Les goîtres endothoraciques, que l'on découvre après une opération, affectent, ainsi que nous avons pu le lire dans les observations citées, toutes les formes et cessent d'avoir la consistance des premiers.

Tant qu'ils sont rétrosternaux et rétroclaviculaires ils ne contractent généralement pas d'adhérences avec les parties voisines et suivent tous les mouvements du larynx et de la déglutition, à moins toutefois qu'ils n'appartiennent à des glandes accessoires ; alors, manquant de connexion avec les organes voisins, ils restent immobiles à la place qu'ils occupent. Un moyen commode pour constater cette mobilité, c'est de faire porter au malade la tête en arrière. Le goître adhérent à la trachée la suit dans son mouvement d'extension. La main appliquée sur la tumeur la suit dans ses déplacements, si ceux-ci ne sont pas rendus impossibles par les adhérences qu'elle a contractées.

Les glandes accessoires, situées dans la cavité thoracique, ne peuvent certainement pas atteindre, dans leur hypertrophie, un volume considérable. N'étant pas en connexion avec la glande mère, elles ne reçoivent pas une énorme quantité de sang et, développées dans un endroit où elles ne sont soumises à aucune compression sérieuse, la circulation de retour se fait sans entrave.

Nous distinguerons si le goître endothoracique provient d'un goître primitivement rétrosternal ou rétroclaviculaire par ses rapports avec les vaisseaux.

S'il provient d'un goître rétrosternal, il est médian et placé devant les vaisseaux; s'il provient, au contraire, d'un goître rétroclaviculaire, il se trouve derrière les vaisseaux.

Nous notons que ces goîtres endothoraciques n'ont été observés que chez des personnes souffrant depuis longtemps déjà d'affections qui n'ont manifesté leur gravité que bien tard après leur développement probable.

Cette association de l'éther à l'huile d'olive nous a quelque peu surpris. Mais Wölfller la dit moins dangereuse que l'iode, et il faut en croire son expérience. Il nous semble cependant qu'on pourrait faire des réserves au point de vue des embolies gazeuses.

Billroth, qui n'a jamais eu de cas de mort, et Wölfller de très rares, conseillent les injections parenchymateuses; mais Heymann, qui a rassemblé dans un mémoire seize terminaisons funestes, doit nous rendre très circonspects dans l'emploi de ce traitement.

Le mécanisme de la mort consécutive à l'injection d'iode nous semble dû à une embolie veineuse. Un médecin qui a été opéré par Verneuil, pour une tumeur plongeante, nous dit qu'à la suite d'une injection faite par celui-ci, il ressentit une violente douleur qui se déplaçait vers le rachis où elle persista assez longtemps. Se rendant compte de la gravité possible de cette irradiation douloureuse, le médecin dont nous parlons, se tint dans une immobilité absolue. Mais la douleur moins forte et localisée dans un espace limité du rachis persista quelque temps. N'était-elle pas due à une embolie qui s'était dirigée vers le rachis et fut arrêtée dans les corps vertébraux ?

Je crois que nous pouvons conclure de ce fait que l'intervention rapide avec le bistouri, avec nos ressources antiseptiques, est préférable aux injections même préconisées par les maîtres les plus autorisés, et qu'elle nous expose à moins de mécomptes.

CONCLUSIONS

Le goitre plongeant peut se former de diverses façons et peut avoir aussi différentes origines.

Il est d'abord rétrosternal.

Lorsqu'il est rétroclaviculaire, à moins qu'il ne soit la manifestation de la diathèse goitreuse dans les glandes accessoires, il provient d'un goitre primitivement rétrosternal.

Le goitre rétrosternal peut s'arrêter au stade rétroclaviculaire. Les désordres qu'il produit, dans ces cas, ne sont pas considérables. Mais il produit déjà une gêne notable, surtout la nuit, dans les fonctions des organes au contact desquels il se trouve.

Si, au moment où le goitre est rétroclaviculaire, on n'intervient pas, il ne tarde pas à devenir endothoracique. Les désordres qu'il produit sont alors immenses, l'intervention d'urgence offre des difficultés à cause du volume que prend vite la tumeur et de la profondeur qu'elle acquiert. Cette variété, lorsqu'elle dépend du développement des glandes accessoires profondes, peut ne pas manifester sa présence, à cause du petit volume qu'elle acquiert, et n'offre jamais la symptomatologie effrayante du goitre endothoracique consécutif.

Les goitres kystiques et vasculaires nous semblent n'être que des goitres endothoraciques ayant subi des dégénérescences diverses ou dans le parenchyme desquels il s'est fait des extravasations sanguines.

L'énucléation nous semble être le procédé de choix dans le traitement. Il ne faut administrer les injections qu'avec la plus grande réserve.

INDEX BIBLIOGRAPHIQUE

Wölffler. — Die chirurgische Behandlung des Kropfes.
Hermann et Tourneux. — Article Thyroïde du Dictionnaire de Dechambre.
A. Broca — Pathologie du corps thyroïde, in même Dictionnaire.
Malard. — Sur le goître plongeant, thèse de Paris, 1879.
V. Girod. — Sur le goître suffocant, thèse de Montpellier, 1889.
Rose. — Ueber die Extirpation substernaler Kropfes. Archiv für klinisch Chirurgie.
Demme. — Würzburger med. Zeitschrift.
Lejars. — Bulletin de la Société anatomique.
Lamy. — Bulletin de la Société anatomique, noyau intrathoracique qui a comprimé le tronc brachio-céphalique, œdème du membre supérieur.
Krishaber. — Article Goître in Dictionnaire de Dechambre.
Forster. — Handbuch der pathologischer Anatomie.
Bardeleben. — Jenaische Annalen für Physiologie und Medicin.
Tillaux. — Traité d'anatomie topographique.
P. de Meuron. — Développement du thymus et de la glande thyroïde.
Grüber. — Ueber die Glandula thyroïdea accessoria.
Krönlein. — Ueber Struma intrathoracica retrotrachealis.
Zuckerkandl. — Ueber bisher nicht beschriene Druse der Regio supra-hyoidea.
Birch-Hirschfeld. — Lehrbuch der pathologischen Anatomie.
Adelman. — Siehe Wirchow.

391

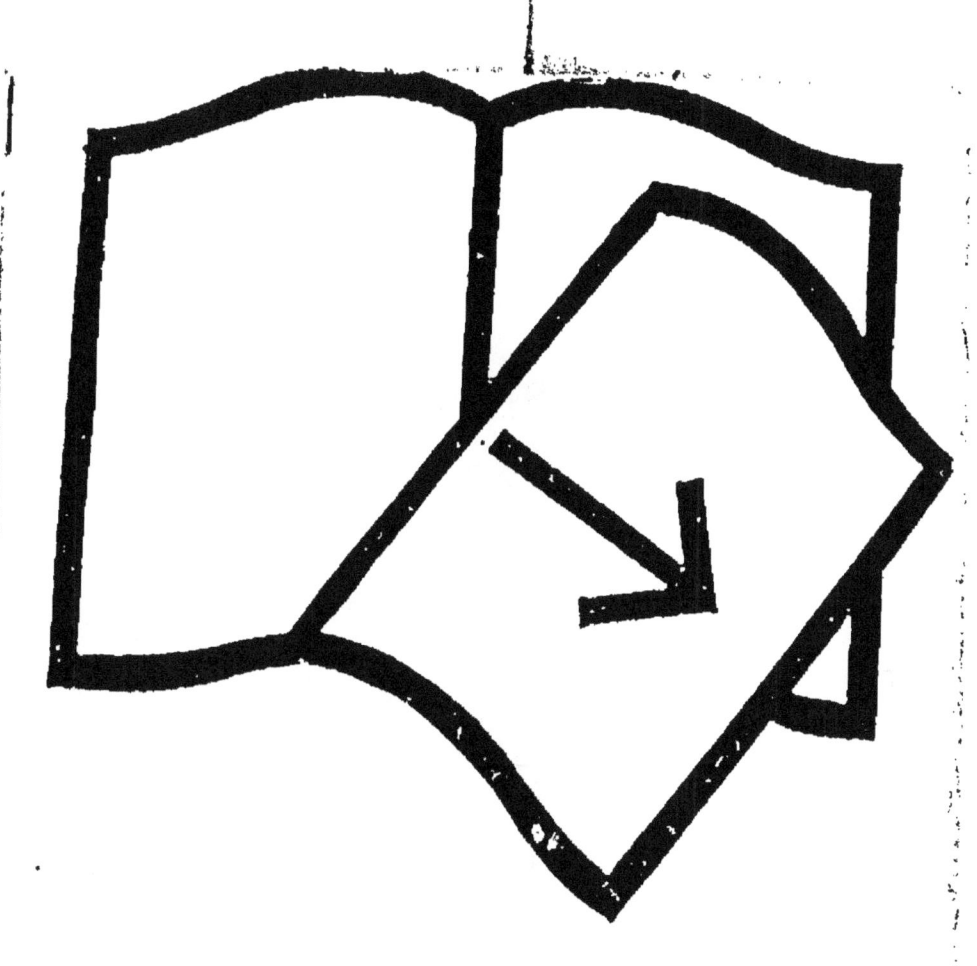

Documents manquants (pages, cahiers...)
NF Z 43-120-13

www.ingramcontent.com/pod-product-compliance
Lightning Source LLC
Chambersburg PA
CBHW071752200326

41520CB00013BA/3219